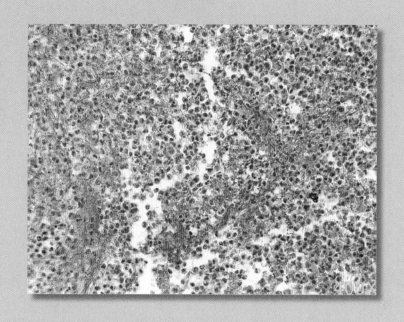

病理学实验图解

BINGLIXUE SHIYAN TUJIE

主 编

何彦丽

副主编

苏 宁 易 华

主 审

杜标炎 钟廷机

编 委

杨巧红 钟子健 吴绍锋
苏俊芳 罗 惠 肖 霞

上海科学技术出版社

图书在版编目（CIP）数据

　病理学实验图解/何彦丽主编.—上海：上海科学技
术出版社，2012.8
　ISBN 978-7-5478-1440-6

　Ⅰ.①病…　Ⅱ.①何…　Ⅲ.①病理学-实验-中医学
院-教材　Ⅳ.①R36-33

中国版本图书馆CIP数据核字（2012）第196098号

上海世纪出版股份有限公司　出版、发行
上 海 科 学 技 术 出 版 社
（上海钦州南路71号　邮政编码200235）
新华书店上海发行所经销
浙江新华印刷技术有限公司印刷
开本：787×1092　1/16　印张：3.5
字数：50千字
2012年8月第1版　2012年8月第1次印刷
ISBN 978-7-5478-1440-6/R·466
定价：20.00元

编 写 说 明

　　病理学是一门形态学课程,是联系基础医学和临床医学的桥梁学科,其教学目的主要是通过患病机体某些脏器的形态结构和功能代谢改变,阐述疾病的本质。由于病理改变形态描述多、理论知识记忆难、概念抽象,不利于学生自学,针对这一现状,我们在原有的实验指导基础上,编写了这本《病理学实验图解》。第一部分为病理学实验指导,共有10个实验,均配有大体标本和镜下切片的彩色图片,并对其病理改变进行了标注和描述。图片采集力求典型,对一些镜下病变还配备了正常组织图片或模式图以方便对照学习。第二部分为病理生理学实验指导,共有3个实验。我们希望通过这本随时可以查阅的图解,可以更大限度地提高学生自主学习的兴趣和能力,提高病理学教学质量。

　　由于编者水平有限,有些图片存在缺陷在所难免,个别文字描述可能也有欠妥之处,敬请读者和专家批评指正。

　　本书在编写过程中,得到广州中医药大学西医实验室各位老师及09级中医骨伤专业叶飞雁等同学的大力支持,在此一并表示感谢。

《病理学实验图解》编委会

2012年7月

目　录

第一部分　病理学实验指导

病理学实验课流程和观察方法

病理学实验课通过提供大体标本和镜下切片,使抽象概念形象化,在病理学教学过程中发挥至关重要的作用。

一、实验课流程

(1)观察有关病变的大体及组织切片标本,对标本作出病理诊断。

(2)选择组织切片镜下观察,并绘图。

(3)结合理论知识,掌握疾病的本质。

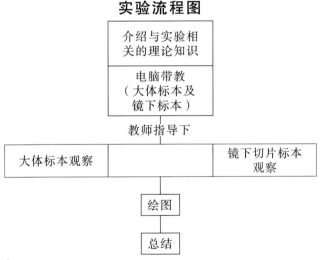

实验流程图

二、标本的观察方法

(一) 大体标本

标本一般固定于10%甲醛溶液中保存,观察方法如下。

(1)首先辨认标本是什么器官、组织,是全部或是一部分器官,组织(如肺的左叶、一块肝脏)。

(2)再依次观察器官或组织的大小(体积或重量)、表面、切面的颜色、病灶等。实质器官,如肝、脾要观察有无肿大或缩小。有腔器官,如心脏要观察心腔是否扩大或缩小、心室壁厚薄程度、器官的颜色和病灶特点等。从器官的表面或切面,要观察器官的颜色如何,表面是否光滑或粗糙。对病灶,要观察病灶的数量、位置、大小、颜色及其与周围组织的关系(如压迫周围组织、破坏周围组织、界线是否清楚)。

(3)根据观察结果,结合理论知识,作出诊断。

诊断一般为:器官名称+形态改变(病变名称),如肝淤血。

[附注]

(1)肉眼观察时病变组织的颜色特征说明。

红色:表示含有血液、肌肉(肌红蛋白)。

黄色:表示含有脂肪。

绿色:表示含有胆汁。

黑褐色:表示含有黑色,褐色的色素。

(2)器官体积的改变或病灶大小的描述方法:准确的方法是用长×宽×高描述,并以厘米(cm)为单位,但实际工作中常采用实物进行描述,这样更加具体、生动,便于理解,如粟粒大、绿豆大、龙眼核大、拳头大等。此外,病变组织的形状也常用实物的形状来表示,如菜花状、蕈伞状等。

(二)组织切片标本

组织切片标本一般为石蜡切片、HE染色(细胞核被苏木素染成蓝色,细胞质及蛋白被伊红染成红色)。

(1)先用肉眼观察玻片,推测是什么器官或是哪一种染色方法。

(2)再用低倍显微镜(40倍)观察标本,将标本按顺序从上到下、从左到右移动,找出病变部位。低倍镜观察标本,可全面了解病变,同学们应该重视。

(3)最后,用高倍镜(100 ~ 400倍)观察细胞本身的改变或较细微的组织改变。

组织切片标本观察应注意先把整个标本作一个全面了解,然后将发现的病变作深入的观察和分析,最后结合理论,根据病变的发生、发展情况作出诊断。

诊断一般亦为:器官或组织细胞名称+形态改变(病变名称),如肝细胞脂肪变。

实验一 组织、细胞的损伤与修复、代偿

[课 时 数] 2学时。

[目的要求] (1)通过观察大体标本掌握萎缩、肥大、变性和坏死的形态学病变特点。

(2)通过观察镜下标本掌握萎缩、变性、坏死、肉芽组织的组织学病变特点。

一、大体标本

(1)编号：脾.物代.1C　　　诊断：脾萎缩

(2)编号：心.循环.3A　　　诊断：心脏代偿性肥大

(3)编号：肝.物代.2A　　　诊断：肝细胞水肿

(4)编号：肝.物代.4D　　　诊断：肝脂肪变

(5)编号：脾.局循.4A　　　诊断：脾凝固性坏死

(6)编号：肝.物代.6A　　　诊断：肝液化性坏死

(7)编号：肺.传染.4A　　　诊断：肺干酪样坏死

二、镜下标本

(1)编号：实习2.肾脏　　　诊断：肾近曲小管上皮细胞水肿

(2)编号：实习3.脾脏　　　诊断：脾包膜及中央动脉玻璃样变

(3)编号：实习4.肝脏　　　诊断：肝细胞脂肪变

(4)编号：实习5.皮肤　　　诊断：皮肤肉芽组织

三、彩图

(一)大体标本

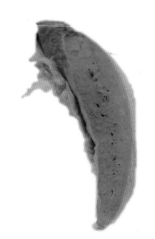

编号：脾.物代.1C

形态改变：脾脏体积缩小，重量减轻(正常人的脾脏，重量大约为150 g，大小相当于本人的手掌大小)，包膜皱缩，切面见边缘锐利，间质突出。

诊　　断：脾萎缩

3

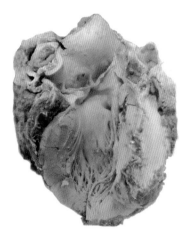

编号：心.循环.3A

形态改变：左心室壁显著肥厚，厚度约1.5 cm，（正常左心室壁厚为0.8 ~ 1.0 cm），乳头肌略增粗，左心室腔则无明显扩大。
诊　　断：心脏代偿性肥大

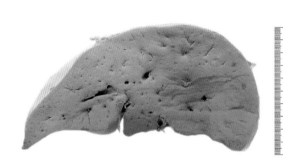

编号.肝.物代.2A

形态改变：肝脏表面光滑，表面及切面均呈浅灰褐色，混浊而失去光泽，似煮过的肝脏，切面实质略高于间质，边缘外翻不明显。
诊　　断：肝细胞水肿

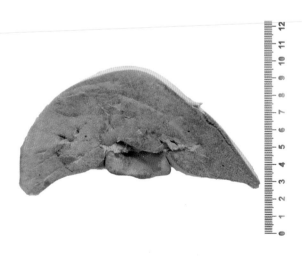

编号：肝.物代.4D

形态改变：肝包膜光滑而紧张，表面及切面弥漫性变黄，质地较软，切面实质略高于间质。
诊　　断：肝脂肪变

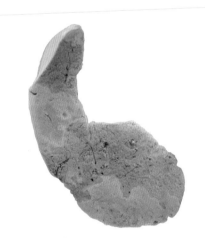

编号：脾.局循.4A

形态改变：脾脏肿大，已切开，脾切面上可见多个楔形或三角形病灶，呈灰白或灰黄色，质实而干燥，与周围组织分界清楚。
诊　　断：脾凝固性坏死

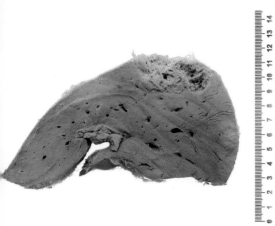

编号：肝.物代.6A

形态改变：肝右叶顶部切面上见一个鸡蛋大的坏死病灶，与
　　　　　正常肝组织之间分界比较清楚，病灶内有大量破
　　　　　烂呈棉絮状、灰褐色或灰黄色的坏死物质，病灶
　　　　　已向表面穿破，周围有纤维素样渗出物。
诊　　断：肝液化性坏死

编号：肺.传染.4A

形态改变：肺上叶及肺门淋巴结可见灰黄色、质松、干燥豆
　　　　　腐渣样病灶。
诊　　断：肺干酪样坏死

（二）镜下标本

编号：实习2.肾脏

形态改变：低倍镜下，病变以近曲小管最为明显，肾小管上皮细胞肿胀，胞质疏松透亮。间
质血管扩张充血。高倍镜下，肿胀的肾小管上皮细胞内布满红染颗粒，管腔狭窄，呈不规则锯齿
状，部分管腔内亦可见少量红染颗粒（因上皮细胞肿胀、变性、胞膜破裂所致）。

诊断：肾近曲小管上皮细胞水肿

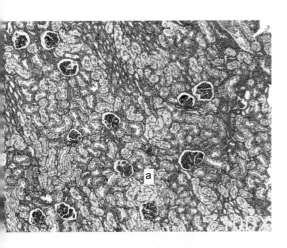

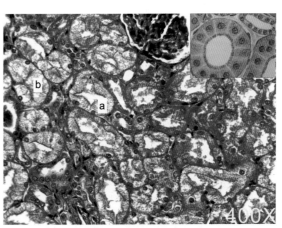

编号：实习2.肾脏-1

a：肾小管肿胀，胞质疏松透亮

编号：实习2.肾脏-2

a：肾小管上皮细胞肿胀，管腔不规则；b：胞质内出现红染
颗粒；右上角为正常的肾小管模式图

编号：实习3.脾脏

形态改变：低倍镜下，见脾包膜高度增厚，均质红染。大部分脾中央动脉管壁增厚，管腔变窄。高倍镜下，见脾中央动脉管壁增厚，正常血管壁的结构消失，呈现不同程度的红染均质状态。

诊断：脾包膜及中央动脉玻璃样变

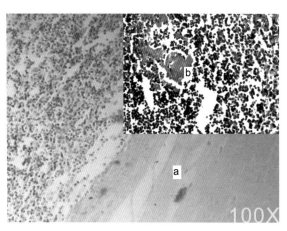

编号：实习3.脾脏

a：脾包膜高度增厚，均质红染；b：脾中央动脉管壁增厚管腔变窄

编号：实习4.肝脏

形态改变：低倍镜下，见肝细胞普遍肿大，胞质内有大小不等的空泡（以肝小叶周边最为明显），肝血窦及部分中央静脉充血扩张，汇管区可见少量炎细胞浸润。高倍镜下，见病变的肝细胞核被压到一边，部分细胞核消失，胞质内有大小不等的空泡，甚至融合成一个大空泡，很像脂肪细胞。

诊断：肝细胞脂肪变

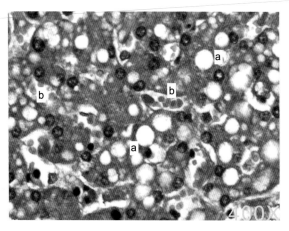

编号：实习4.肝脏

a：肝细胞胞质内有大小不等的类圆形空泡；b：肝血窦充血扩张

编号：实习5.皮肤

形态改变：低倍镜下，见毛细血管大多向创面垂直生长，呈襻状弯曲互相吻合，组成以小动脉为中心的毛细血管网，向创面突出。高倍镜下，见毛细血管的内皮细胞核体积较大，呈椭圆形向腔内突出，数量较多；在新生毛细血管周围有许多成纤维细胞及炎细胞，炎细胞中以中性粒细胞、巨噬细胞为主。

诊断：皮肤肉芽组织

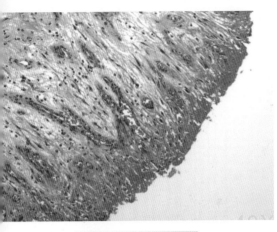

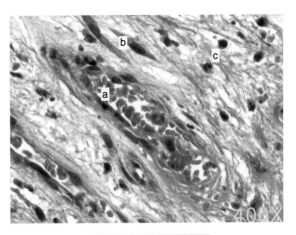

编号：实习5.皮肤-1

低倍镜下新鲜的肉芽组织

编号：实习5.皮肤-2

a：新生毛细血管；b：成纤维细胞；c：炎细胞

[思考题]

1. 名词解释：萎缩、肥大、化生、变性、坏死、坏疽。

2. 简述变性、坏死的类型及病变特点。

3. 简述肉芽组织特点及功能。

实验二 局部血液循环障碍

[课时数] 2学时。

[目的要求] (1)通过观察大体标本掌握淤血、血栓形成、栓塞、梗死的形态学病变特点。

(2)通过观察镜下标本掌握淤血、血栓形成、栓塞、梗死的组织学病变特点。

(3)通过动物实验了解向静脉注射空气可造成空气栓塞而危及生命,甚至死亡。

一、大体标本

(1)编号:肝.局循.1A 诊断:慢性肝淤血

(2)编号:心.局循.2C 诊断:心内、外膜下点状漏出性出血

(3)编号:脾.局循.4A 诊断:脾贫血性梗死

(4)编号:脾.局循.4D 诊断:脾贫血性梗死(机化)

二、镜下标本

编号:实习1.肺血管 诊断:肺血管腔内混合血栓

三、彩图

(一)大体标本

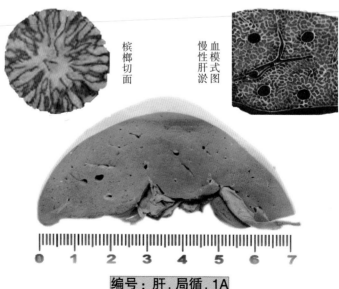

槟榔切面

慢性肝淤血模式图

编号:肝.局循.1A

形态改变:肝脏已切开,包膜紧张,质较实,色暗红。切面上灰褐色呈点状、条索状的淤血病变区,与灰黄色的脂肪变性区相互交错,形成网络状花纹,形似槟榔的切面,故有槟榔肝之称。

诊 断:慢性肝淤血

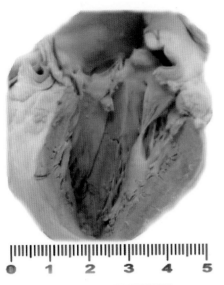

编号：心.局循.2C

形态改变：已切开的心脏，心内膜下及心外膜下均可见多处
　　　　　出血点或瘀斑，病灶边缘清楚。
诊　　断：心内、外膜下点状漏出性出血

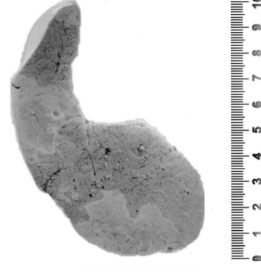

编号：脾.局循.4A

形态改变：脾脏肿大，已切开。脾切面上可见多个边界清楚
　　　　　的楔形或三角形病灶，颜色灰白或灰黄，三角形
　　　　　的底朝向脾包膜，尖指向脾门，切面干燥，稍微高
　　　　　出于正常组织。
诊　　断：脾贫血性梗死

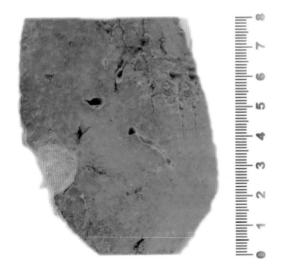

编号：脾.局循.4D

形态改变：脾脏肿大，切面于包膜下有一个约龙眼核大小灰
　　　　　白色病灶，切面干燥且粗糙，比正常组织略为凹
　　　　　陷，边界清楚。
诊　　断：脾贫血性梗死(机化)

（二）镜下标本

编号：实习1.肺血管

形态改变：低倍镜下，血管腔内可见一血栓,呈淡红色与红褐色相间的层状结构。高倍镜下，
淡红色部分为血小板小梁，其周围凝集着中性粒细胞；小梁之间为纤维素构成的网，网眼内有大
量的红细胞和白细胞,此即低倍镜下所见的红褐色部分。

诊断：肺血管腔内混合血栓

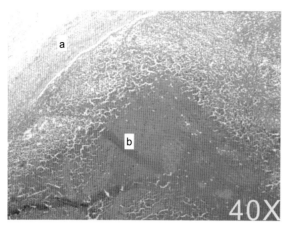

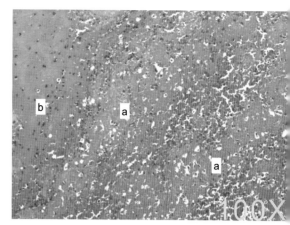

编号：实习1.肺血管-1

编号：实习1.肺血管-2

低倍镜下示血管管腔内血栓
a：血管壁；b：混合血栓

a：血小板小梁；b：纤维素网眼中大量红细胞和白细胞

[思考题]

1. 名词解释：淤血、血栓形成、血栓、栓子、栓塞、梗死。

2. 试述淤血的后果。

3. 试述延续性血栓形成的条件、过程及镜下组成。

4. 是否在栓塞形成时一定发生梗死？为什么？

5. 动物实验中，兔子死亡原因是什么？通过实验观察，试想空气栓塞对医疗实践有何重要意义？

实验三 水 肿

[课 时 数] 2学时。
[目的要求] (1)通过观察大体标本掌握水肿的形态学病变特点。
　　　　　　(2)通过观察镜下标本掌握水肿的组织学病变特点。
　　　　　　(3)通过动物实验了解水肿发生的机制。

一、大体标本

　　编号：结肠．局循.6A　　　　诊断：结肠水肿

二、镜下标本

　　编号：示教切片．小鼠肺脏　　诊断：急性肺水肿

三、彩图

(一) 大体标本

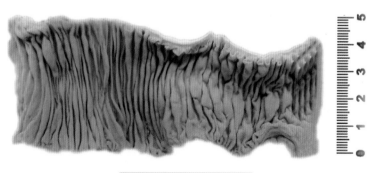

编号：结肠．局循.6A

形态改变：肠壁明显增厚，尤以黏膜下层显著，呈冻胶样，与肌层分界清楚，肠
　　　　　　黏膜面见黏膜皱襞增高、增宽、肿胀、色淡而呈半透明状。
诊　　断：结肠水肿

(二) 镜下标本

编号：示教切片．小鼠肺脏

形态改变：部分支气管黏膜上皮变性、坏死，管壁周围组织中见明显炎性渗出。大量蛋白质
生液体、纤维素、炎细胞渗出及红细胞的漏出使支气管、血管周围腔隙和叶间隔增宽，肺泡间隔增
厚，部分肺泡腔内亦见渗出物。

诊断：急性肺水肿

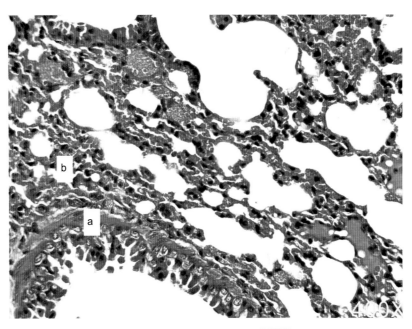

编号：示教切片．小鼠肺脏-1

a：支气管黏膜上皮变性、坏死；b：管壁周围组织炎性渗出明显

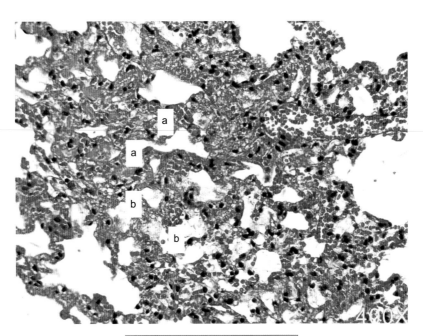

编号：示教切片．小鼠肺脏-2

a：肺泡间隔增宽；b：肺泡腔内渗出物

[思考题]

1. 简述血管内外液体交换障碍的基本机制。

2. 思考组织渗透压的改变在水肿发生中的意义。

实验四　炎　　症

[课 时 数]　3学时。
[目的要求]　(1)通过观察大体标本和镜下标本,掌握变质性炎、纤维素性炎和化脓性炎的病变特点。
　　　　　　(2)掌握各种炎症细胞的形态特点。
　　　　　　(3)通过动物实验观察炎症局部血管通透性的变化。

一、大体标本

(1)编号：结肠.传染.3A　　　诊断：结肠变质性炎

(2)编号：心.炎症.2A　　　　诊断：心外膜纤维素渗出性炎

(3)编号：小肠.炎症.2C　　　诊断：小肠纤维素渗出性炎

(4)编号：阑尾.炎症.3A　　　诊断：阑尾蜂窝织炎

(5)编号：肝.炎症.4A　　　　诊断：肝脓肿

二、镜下标本

(1)编号：实习6.结肠　　　诊断：结肠变质性炎

(2)编号：实习7.心包　　　诊断：心外膜纤维素渗出性炎

(3)编号：实习8.皮肤　　　诊断：皮下组织多发性脓肿

(4)编号：实习9.阑尾　　　诊断：阑尾蜂窝织炎

三、彩图

(一) 大体标本

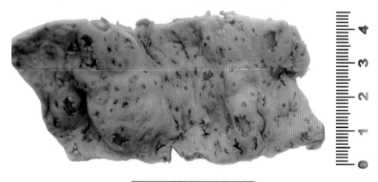

编号：结肠.传染.3A

形态改变：结肠黏膜面布满大小不等,圆形、椭圆形或不规则的病灶,灶内见有
　　　　　少量黄色的坏死组织,大部分坏死组织已脱落形成溃疡,溃疡底部可
　　　　　见肌层组织。

诊　　断：结肠变质性炎

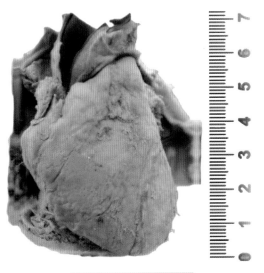

编号：心.炎症.2A

形态改变：心包脏层明显增厚粗糙，失去原有光泽，其表面披覆有灰黄色、片状、小条索状或网状渗出物。

诊　　断：心外膜纤维素渗出性炎

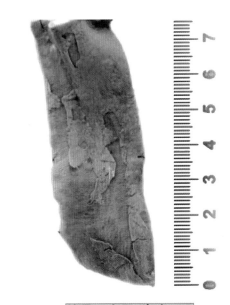

编号：小肠.炎症.2C

形态改变：肠黏膜充血，失去原有光泽，其表面可见一层淡灰棕色的披覆物，部分区域披覆物已脱落。

诊　　断：小肠纤维素渗出性炎

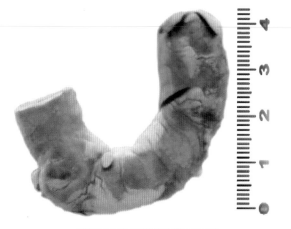

编号：阑尾.炎症.3A

形态改变：阑尾明显肿胀、充血，失去正常光泽，表面披覆有少量灰黄色炎性渗出物。

诊　　断：阑尾蜂窝织炎

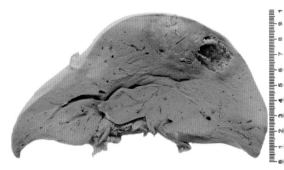

编号：肝.炎症.4A

形态改变：肝切面上靠近膈面处有数个大小不等的病灶形成，病灶为圆形或不规则形，内含有淡黄色脓性物质，有些灶内大部分脓液已流去，形成囊腔，病灶周围呈现明显的充血出血带。

诊　　断：肝脓肿

（二）镜下标本

编号：实习6.结肠

形态变化：低倍镜下，见有两处潜行性溃疡，溃疡处黏膜及黏膜下层缺损，部分区域深达肌层，溃疡表面为大量红染的、失去正常组织结构的坏死物质。高倍镜下，溃疡表面的坏死组织内可见变性、坏死的炎细胞，溃疡边缘组织中见血管充血、炎细胞浸润，并可找到阿米巴滋养体。

诊断：结肠变质性炎

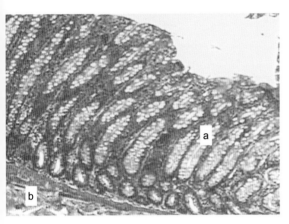

正常结肠组织

a：黏膜层；b：黏膜下层

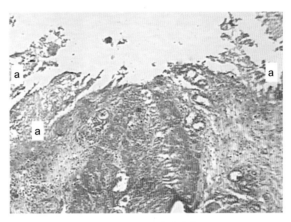

编号：实习6.结肠-1

a：溃疡表面黏膜及黏膜下层缺损，代之以红染无结构的坏死组织

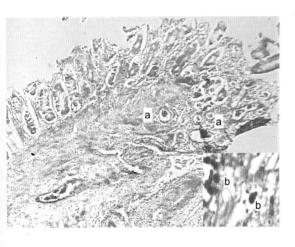

编号：实习6.结肠-2

a：溃疡周围组织内见血管充血和炎细胞浸润；b：示阿米巴滋养体

编号：实习7.心包

形态改变：低倍镜下，心外膜见明显炎症反应，表现为充血水肿及炎细胞浸润，其表面可见红染渗出物，使心外膜明显增厚。高倍镜下，渗出物为红染条索状、丝状、片状的纤维素，有些交织成网，纤维素网眼内可见大量中性粒细胞。心肌及心内膜没有明显改变。

诊断：心外膜纤维素渗出性炎

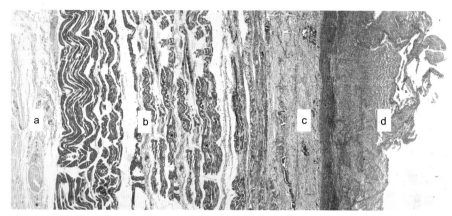

编号：实习7.心包-1

a：心内膜层；b：心肌层；c：心外膜层（明显增厚）；
d：心外膜表面的渗出物

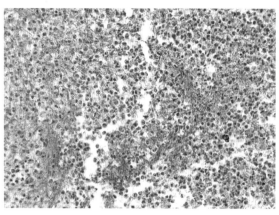

编号：实习7.心包-2

高倍镜下渗出物中富含纤维素及中性粒细胞

编号：实习8.皮肤

形态改变：低倍镜下，在真皮、皮下组织及肌层组织中可见多个散在的病灶，病灶大多为圆形或椭圆形。高倍镜下，病灶中央的组织已坏死、崩解，形成脓液，镜下主要为变性坏死的中性粒细胞（脓细胞）、少量浆液和坏死组织碎片等，个别病灶内可见细菌菌团存在，病灶周围组织呈不同程度的充血、水肿及炎细胞浸润。

诊断：皮下组织多发性脓肿

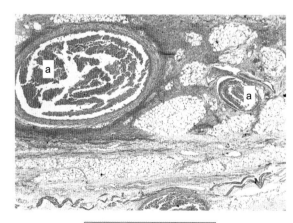

编号：实习8.皮肤-1

a：病灶中央组织坏死、崩解，形成充满脓液的腔

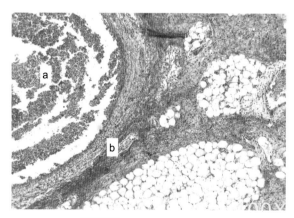

编号：实习8.皮肤-2

a：脓肿；b：脓肿壁

编号：实习9. 阑尾

形态改变：低倍镜下,阑尾各层及阑尾系膜均见不同程度的炎细胞浸润,浆膜下血管扩张充血明显。高倍镜下,阑尾各层均有中性粒细胞呈弥漫性浸润。此外,阑尾腔内有炎性渗出物及少量脱落上皮细胞。

诊断：阑尾蜂窝织炎

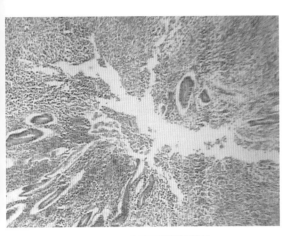

编号：实习9. 阑尾-1

黏膜上皮坏死,腔内有较多脓性渗出物

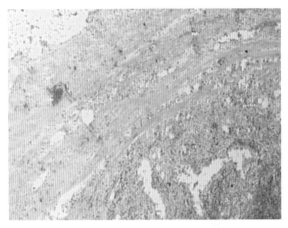

编号：实习9. 阑尾-2

阑尾各层中性粒细胞弥漫浸润

[思考题]

1. 根据炎症局部的病变性质,炎症可分为哪几类？

2. 试述各类炎症的病变特点。

3. 炎症时患者会出现什么样的局部和全身的临床表现,试述产生原因。

实验五 肿 瘤

[课 时 数] 3学时。

[目的要求] (1)通过观察大体标本掌握各种肿瘤的形态学特点。

(2)通过观察镜下标本熟悉各种肿瘤的组织学特点。

一、大体标本

1. 上皮组织来源的良恶性肿瘤

(1)编号：卵巢.肿瘤.1A   诊断：卵巢黏液性囊腺瘤(多房性)

(2)编号：阴茎.肿瘤.7B   诊断：阴茎鳞状上皮癌

(3)编号：手.肿瘤.7A   诊断：皮肤鳞状上皮癌(菜花状)

(4)编号：食管.消化.5A   诊断：食管癌(缩窄型)

(5)编号：胃.消化.6B   诊断：胃癌(弥漫浸润型)

(6)编号：直肠.肿瘤.8A   诊断：直肠癌(隆起型)

(7)编号：结肠.消化.7B   诊断：结肠癌(溃疡型)

(8)编号：肝.消化.8A   诊断：原发性肝癌(巨块型)

(9)编号：肺.呼吸.4A   诊断：肺癌(中央型)

(10)编号：肺.生殖.5A   诊断：肺血道转移癌(绒毛膜上皮细胞癌肺转移)

(11)编号：乳腺.肿瘤.8C   诊断：乳腺癌

(12)编号：卵巢.生殖.6A   诊断：卵巢黏液性囊腺瘤恶性变

2. 间叶组织来源的良恶性肿瘤

(1)编号：皮下组织.肿瘤.2A   诊断：皮下纤维瘤

(2)编号：皮下组织.肿瘤.4A   诊断：皮下脂肪瘤

(3)编号：子宫.生殖.3D   诊断：子宫平滑肌瘤

(4)编号：皮下组织.肿瘤.9C   诊断：皮下纤维肉瘤

(5)编号：肱骨.肿瘤.10A   诊断：软骨肉瘤

3. 多种组织构成的肿瘤

编号：卵巢.肿瘤.6A   诊断：卵巢畸胎瘤

二、镜下标本

(1)编号：实习10.食管   诊断：食管鳞状细胞癌(高分化)

(2)编号：实习11.肝   诊断：原发性肝细胞癌

(3)编号：实习12.横纹肌   诊断：横纹肌肉瘤

（4）编号：实习 13.乳腺　　　　诊断：乳腺纤维腺瘤

三、彩图

（一）大体标本

1. 上皮组织来源的良恶性肿瘤

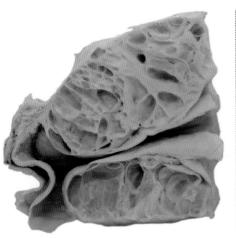

编号：卵巢.肿瘤.1A

形态改变：卵巢肿瘤的一部分，原卵巢结构已消失，肿瘤的包膜完整，切面有许多大小不等的囊腔，囊壁薄而光滑，大多数囊腔内充满灰白色冻胶状物质。

诊　　断：卵巢黏液性囊腺瘤（多房性）

编号：阴茎.肿瘤.7B

形态改变：阴茎龟头部肿瘤组织，肿瘤表面因出血坏死而呈污秽状的溃疡状。切面见肿瘤组织呈灰白色，浸润性生长，与正常组织无明显分界。

诊　　断：阴茎鳞状上皮癌

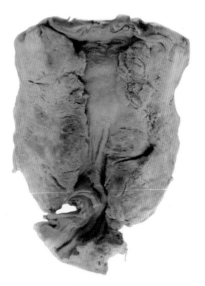

编号：手.肿瘤.7A

形态改变：相当于第 2、第 3 掌骨处为肿瘤组织，色灰白，呈菜花样外生性生长。

诊　　断：皮肤鳞状上皮癌（菜花状）

编号：食管.消化.5A

形态改变：癌组织发生在食管的一段，该段食管黏膜失去正常的皱襞，切面见癌组织呈淡灰白色浸润于食管壁的全层，故食管增厚变硬而管腔狭窄。在癌肿的上段可见食管扩张。

诊　　断：食管癌（缩窄型）

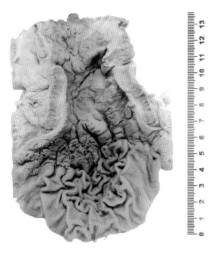

编号：胃.消化.6B

形态改变：胃已切开，胃壁被灰白色癌组织弥漫性浸润
而增厚变硬，相应的胃黏膜皱襞消失，胃腔变
狭小。

诊　　断：胃癌（弥漫浸润型）

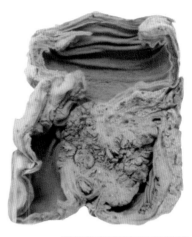

编号：直肠.肿瘤.8A

形态改变：直肠已剪开，肿瘤组织呈灰白色菜花状向肠腔突
出，肿瘤组织切面上可见黏液样物质，该段肠腔
变狭窄，其上段肠腔扩张，结肠黏膜皱襞消失。

诊　　断：直肠癌（隆起型）

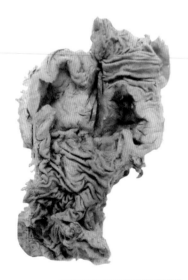

编号：结肠.消化.7B

形态改变：结肠黏膜面见一约鸡蛋大的溃疡病灶，溃疡边缘
隆起，底部高低不平，由于癌组织浸润周围肠壁，
故溃疡周围肠壁增厚、变硬。

诊　　断：结肠癌（溃疡型）

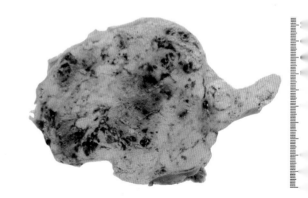

编号：肝.消化.8A

形态改变：肝表面凹凸不平，有多个大小不等的癌结节，部
分癌结节已发生坏死，并向表面突破。切面见肝
右叶被一婴儿头大的癌结节占据，癌块内多处坏
死出血并见小血管内癌栓形成，肝左叶有结节性
的肝硬化改变，亦有较小的癌结节形成。

诊　　断：原发性肝癌（巨块型）

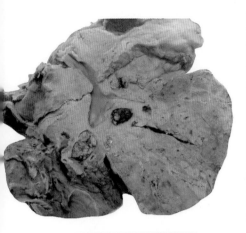

编号：肺.呼吸.4A

形态改变：右肺上、中叶体积增大，肺膜粗糙凹凸不平，下叶
　　　　　肺萎缩。切面见肺门处大块肺组织被肿瘤组织
　　　　　浸润，呈灰白色，与正常肺组织分解不清，肺内支
　　　　　气管多数已被压迫变扁，管腔变窄，肺门淋巴结
　　　　　亦有肿瘤组织浸润。

诊　　断：肺癌（中央型）

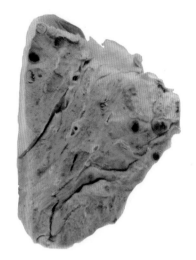

编号：肺.生殖.5A

形态改变：肺表面散在分布着多个黄豆至蚕豆大的灰黑色
　　　　　球形结节，呈半球状突出于肺膜表面。切面见肺
　　　　　实质内散布多个黑色 球形结节，与周围组织分界
　　　　　明显。

诊　　断：肺血道转移癌（绒毛膜上皮细胞癌肺转移 ）

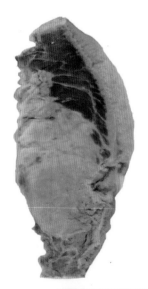

编号：乳腺.肿瘤.8C

形态改变：乳房切面见浅灰黄色、约鸡蛋大小的肿瘤组织，
　　　　　肿瘤组织没有包膜，向周围脂肪组织浸润生长，
　　　　　部分肿瘤组织有出血、坏死。

诊　　断：乳腺癌

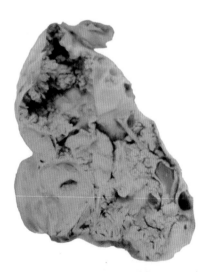

编号：卵巢.生殖.6A

形态改变：原卵巢结构已消失，肿瘤包膜尚完整，切面有许
　　　　　多大小不等的囊腔，部分囊腔内充满灰白色冻胶
　　　　　状物质，部分囊壁内面有较多灰白色乳头状肿瘤
　　　　　组织增生。

诊　　断：卵巢黏液性囊腺瘤恶性变

21

2.间叶组织来源的良恶性肿瘤

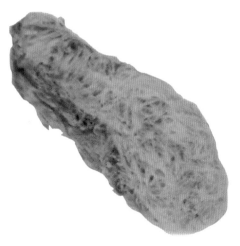

编号：皮下组织.肿瘤.2A

形态改变：肿瘤约鸡蛋大，结节状，表面包膜完整，切面灰白色，可见纵横交错的编织状纹理。

诊　断：皮下纤维瘤

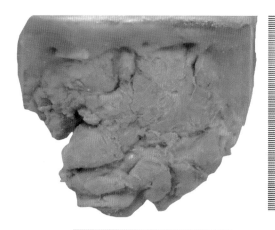

编号：皮下组织.肿瘤.4A

形态改变：肿瘤呈黄色，约 12 cm×10 cm×4.5 cm 大小，分叶状，有完整包膜，质软，肿瘤无坏死、出血

诊　断：皮下脂肪瘤

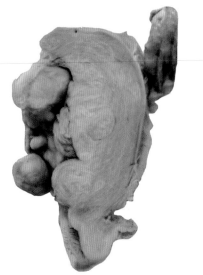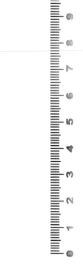

编号：子宫.生殖.3D

形态改变：子宫增大，切面见子宫肌层及黏膜下层有多个大小不一的球形结节，大者如荔枝大、小者如蚕豆大，质地坚硬，切面灰红色，呈现编织状纹理，与周围组织分界清楚。

诊　断：子宫平滑肌瘤

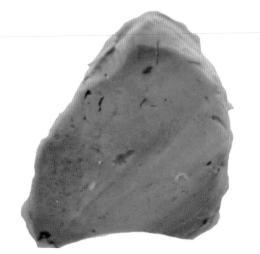

编号：皮下组织.肿瘤.9C

形态改变：皮下有一如鸭蛋大、结节状肿瘤组织，瘤组织表面尚有不完整的假包膜，切面灰红色，质地细嫩湿润呈鱼肉样。

诊　断：皮下纤维肉瘤

3. 多种组织构成的肿瘤

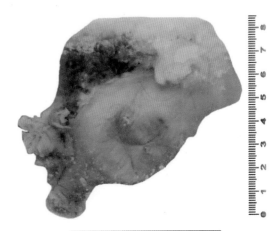

编号：肱骨.肿瘤.10A

形态改变：肱骨下端骨膜上有一约鸭蛋大小的肿物，切面呈灰白色，半透明状，可见出血、坏死，肿瘤组织已浸润破坏了部分骨密质。

诊　断：软骨肉瘤

编号：卵巢.肿瘤.6A

形态改变：肿物约拳头大，表面光滑，有包膜，切面原有卵巢结构已消失，见较大囊腔，囊壁薄，囊腔内充满淡黄色皮脂样物及少量毛发。

诊　断：卵巢畸胎瘤

（二）镜下标本

编号：实习10.食管

形态改变：低倍镜下，见增生的癌组织呈形态不规则的癌巢，向深层浸润性生长，癌巢与间质分界清楚。高倍镜下，见癌巢由多层细胞构成，癌细胞具有一定异型性，最外围的细胞比较小，核深染而胞质少，似基底层细胞，故称为基底细胞样癌细胞。中层细胞呈多角型，核染色较淡而胞质丰富，细胞间还可以见到细胞间桥，癌巢中央可见角化珠，间质有淋巴细胞浸润。

诊断：食管鳞状细胞癌（高分化）

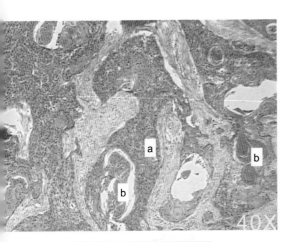

编号：实习10.食管-1

a：增生的癌组织呈形态不规则的癌巢；b：癌巢中央见同心圆红染角化物即癌珠

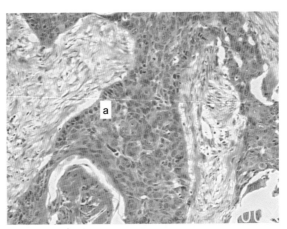

编号：实习10.食管-2

a：基底细胞样癌细胞

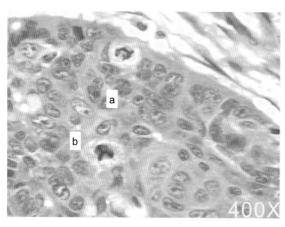

编号：实习10.食管-3

a：癌细胞具有一定异型性；b：病理性核分裂

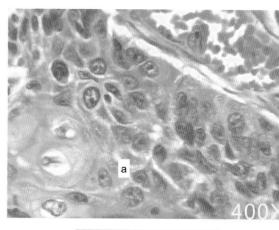

编号：实习10.食管-4

a：细胞间桥

编号：实习11.肝

形态改变：低倍镜下，大部分区域为癌结节组织，癌细胞似肝细胞，巢状分布，巢内癌细胞排列呈条索状，有些排列呈不规则团块状，部分区域有坏死，癌巢周围有较多纤维组织分布，纤维组织部分区域玻璃样变。高倍镜下，癌细胞大小不等，细胞核增大，大小不一，染色较深，染色质呈颗粒状，核仁明显，嗜酸性，部分细胞有双核或多核，核分裂像多见，可见病理性核分裂。间质内可见少量淋巴细胞浸润，癌结节外围的肝组织被压迫变萎缩，部分肝细胞可见轻度脂肪变。

诊断：原发性肝细胞癌

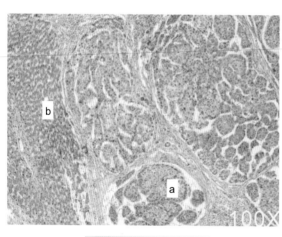

编号：实习11.肝-1

a：大部分区域为癌结节组织，呈巢状分布；b：压迫萎缩的肝细胞条索

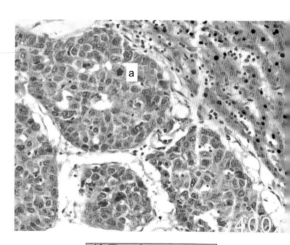

编号：实习11.肝-2

a：癌细胞大小不等，核染色较深，核分裂可见

编号：实习12.横纹肌

形态改变：镜下见癌细胞弥漫分布，癌细胞大小不等呈明显多型性，以梭形细胞为主，伴有圆形、多角形、蝌蚪形、带状细胞；并可见瘤巨细胞及多核瘤巨细胞，核分裂可见，部分为病理性核分裂像，癌细胞胞质嗜酸性。

24

诊断：横纹肌肉瘤

编号：实习13.乳腺

形态改变：镜下见肿瘤组织内有增生的腺体，腺体周围见增生的纤维组织，两者共同构成肿瘤实质。腺体受增生纤维组织压迫伸长、弯曲、变形，腺上皮受压成扁平形。肿瘤一侧可见肿瘤包膜。

诊断：乳腺纤维腺瘤

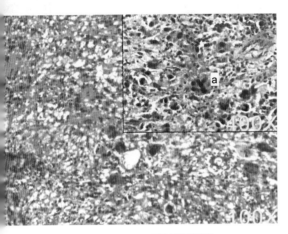

编号：实习12.横纹肌

低倍镜下瘤细胞弥漫分布、大小不等
a：高倍镜下见瘤巨细胞

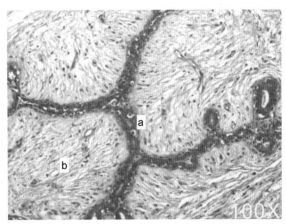

编号：实习13.乳腺

a：增生的腺体；b：腺体周围增生的纤维组织

[思考题]

1.试述良、恶性肿瘤的区别。

2.试述肿瘤命名原则。

3.肿瘤生长方式和扩散方式分别有哪些？

4.癌、肉瘤、原位癌的定义

5.何为肿瘤的异型性？恶性肿瘤细胞的异型性的体现。

实验六　心血管系统疾病

[课 时 数]　2学时。

[目的要求]　(1)通过观察大体标本,掌握风湿性心内膜炎、风湿性心包炎、二尖瓣狭窄、主动脉粥样硬化、脑动脉粥样硬化、高血压心脏病、原发性颗粒性固缩肾的病变特点。

　　　　　　(2)通过观察冠状动脉粥样硬化及风湿性心肌炎切片标本,掌握粥样斑块及风湿小体的镜下特点。

一、大体标本

(1)编号：主动脉.循环.2A　　　　诊断：胸主动脉粥样硬化

(2)编号：脑.循环.2D　　　　　　诊断：双侧椎动脉粥样硬化

(3)编号：心.循环.3A　　　　　　诊断：高血压性心脏病(左心室代偿性肥大)

(4)编号：肾.循环.3B　　　　　　诊断：高血压性固缩肾(原发性细颗粒固缩肾)

(5)编号：心.循环.1A　　　　　　诊断：慢性风湿性心内膜炎急性发作

(6)编号：心.循环.1D　　　　　　诊断：慢性风湿性心内膜炎(二尖瓣狭窄)

二、镜下标本

(1)编号：实习14.心肌组织　　　　诊断：风湿性心肌炎

(2)编号：实习15.冠状动脉　　　　诊断：动脉粥样硬化

三、彩图

(一) 大体标本

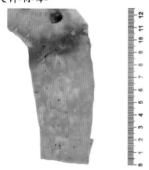

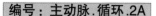
编号：主动脉.循环.2A

形态改变：胸主动脉已剪开,动脉内膜不光滑,可见大量斑块状、条纹状突起的病灶,多数病灶呈灰黄色,部分为灰白色,其中以肋间动脉开口处病变最严重,病灶均为斑块状、灰白色,个别病灶已开始溃破。

诊　　断：胸主动脉粥样硬化

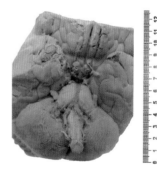
编号：脑.循环.2D

形态改变：左右椎动脉透过血管壁可见其内有数个如米粒大小的灰黄色病灶,在血管壁外相应的部位还可见到血管壁稍向外突起。

诊　　断：双侧椎动脉粥样硬化

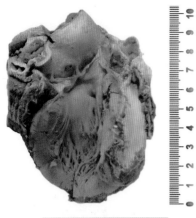

编号：心.循环.3A

形态改变：成人心脏，左心室已切开，室壁肥厚达 1.5 cm 左右（正常人左心室壁厚约 0.8~1.0 cm），乳头肌肥大，腱索增粗，心室无扩张。此外，二尖瓣、主动脉瓣及升主动脉内膜均可见动脉粥样硬化改变，尤以冠状动脉开口处的改变较为明显

诊　断：高血压性心脏病（左心室代偿性肥大）

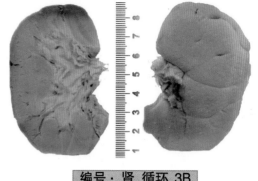

编号：肾.循环.3B

形态改变：成人肾脏已切开，肾脏缩小，肾包膜已剥离，包膜与实质之间无粘连现象，肾表面弥散性布满粟粒大小的颗粒，呈灰褐色，肾切面可见皮质变薄，髓质无明显改变，弓形动脉管壁明显增厚，管口哆开。

诊　断：高血压性固缩肾（原发性细颗粒性固缩肾）

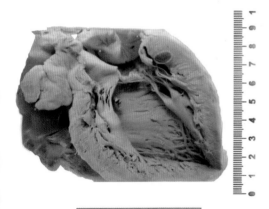

编号：心.循环.1A

形态改变：成人心脏，左心已切开，二尖瓣瓣膜呈灰白色，明显增厚、变硬，瓣膜的心房面闭锁缘上有排列成行的赘生物，由粟粒大至芝麻大，呈淡棕黄色，腱索增粗、缩短，乳头肌亦比正常肥大，左心室壁肥厚。

诊　断：慢性风湿性心内膜炎急性发作

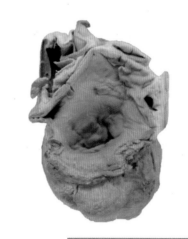

编号：心.循环.1D

形态改变：成人心脏，左心房已剪开，二尖瓣瓣膜呈灰白色，增厚变硬，两块瓣膜交界处有轻度粘连，瓣口变窄，左心房明显扩张。

诊　断：慢性风湿性心内膜炎（二尖瓣狭窄）

（二）镜下标本

编号：实习14.心肌组织

形态改变：低倍镜下心肌间质的结缔组织内，形成散在分布的梭形小病灶。多数病灶位于血管旁。高倍镜下观察一个病灶，主要由纤维素样坏死物质及风湿细胞组成。风湿细胞体积较大，呈圆形或多边形，胞质丰富，嗜碱性，核大呈圆形或椭圆形，单核或多核，核膜清楚，细胞核染色质集中于中央，横切面状如枭眼，纵切面如毛虫。灶内可见少量淋巴细胞。心肌纤维无明显病理改变。

诊断：风湿性心肌炎

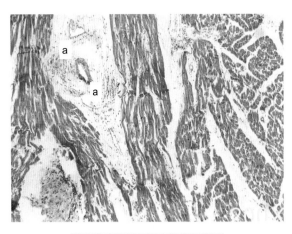

编号：实习14.心肌组织-1

a：心肌间质小血管旁可见梭形小体，即风湿小体

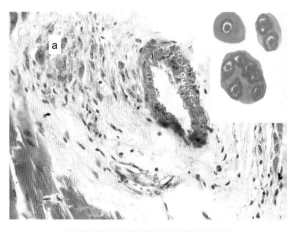

编号：实习14.心肌组织-2

a：风湿细胞。右上图为风湿细胞模式图，胞质丰富，单核或多核，核膜清楚，染色质集于中央

编号：实习15.冠状动脉

形态改变：低倍镜下，冠状动脉内膜呈半月形增厚，管腔偏心性狭窄。高倍镜下，斑块表层为玻璃样变性的纤维帽，其下为坏死组织，内有胆固醇结晶(针状裂隙)及少量钙盐沉着(HE染色蓝色)。

诊断：动脉粥样硬化

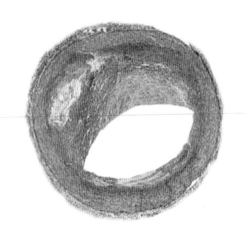

编号：实习15.冠状动脉-1

冠状动脉内膜呈半月形增厚

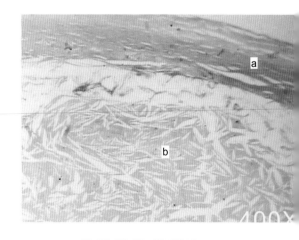

编号：实习15.冠状动脉-2

a：斑块表层为玻璃样变性的纤维帽；b：坏死组织内胆固醇结晶呈针状裂隙

[思考题]

1.试述动脉粥样硬化的基本病变。

2.冠状动脉、脑动脉粥样硬化可引起哪些后果？

3.风湿病的基本病理变化有哪些？

4.缓进型高血压病的发展过程分为几期？严重时会导致哪些脏器发生病理改变？

5.二尖瓣狭窄是如何产生的？它如何引起血流动力学的改变？引起哪些后果？

实验七　呼吸系统疾病

【课 时 数】　2学时。

【目的要求】　(1)通过观察大体标本,掌握大叶性肺炎、小叶性肺炎的形态学改变。

(2)通过观察镜下标本,掌握大叶性肺炎、小叶性肺炎的组织学特点。

(3)通过动物实验了解化学毒物作为病因可导致肺水肿;了解肺水肿时呼吸功能障碍,并观察肺水肿的形态学改变。

一、大体标本

(1)编号:左肺.呼吸.3B	诊断:左肺下叶大叶性肺炎(灰色肝样变期)
(2)编号:肺.呼吸.3C	诊断:小叶性肺炎
(3)编号:肺.呼吸.4A	诊断:肺癌(中央型)(见"实验五")
(4)编号:肺.生殖.5A	诊断:肺血道转移癌(见"实验五")

二、镜下标本

(1)编号:实习16.肺脏　　　诊断:大叶性肺炎(灰色肝样变期)

(2)编号:实习17.肺脏　　　诊断:小叶性肺炎

三、彩图

(一)大体标本

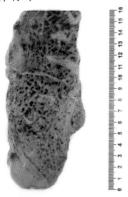

编号:左肺.呼吸.3B

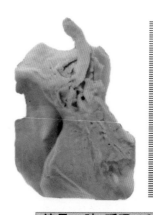

编号:肺.呼吸.3C

形态改变:左肺下叶绝大部分变实,轻度肿胀,边缘外翻,色灰白,切面干燥而粗糙,支气管及肺门的淋巴结未发现明显病变,胸膜脏层大部分已与壁层粘连,故肺膜上的纤维素性渗出物无法看见。

诊　　断:大叶性肺炎(灰色肝样变期)

形态改变:灶性病变布满左右两肺,其表面、切面均布满芝麻大至黄豆大灰黄色病灶,病灶边缘模糊,与正常组织分界不清,在肺尖处病灶有互相融合现象,病灶之间尚可见较正常的肺组织及正常时看不见的扩张肺泡,支气管改变不明显。

诊　　断:小叶性肺炎

（二）镜下标本

编号：实习16.肺脏

形态改变：低倍镜下，见病变均匀地布满肺组织，肺泡内充满渗出物，肺泡壁完整。高倍镜下，见渗出物主要成分为纤维素和中性粒细胞（多数已坏死），肺泡壁毛细血管未见充血。肺膜有少量纤维素性渗出及炎细胞浸润。

诊断：大叶性肺炎（灰色肝样变期）

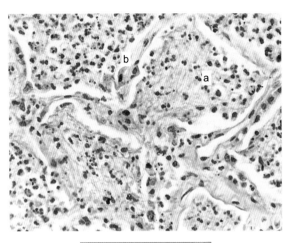

编号：实习16.肺脏-1

a：低倍镜下病变均匀布满肺组织，肺泡内充满渗出物；
b：肺泡壁毛细血管未见充血

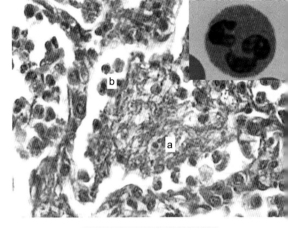

编号：实习16.肺脏-2

a：渗出物中的纤维素；b：渗出物中的中性粒细胞
右上图示中性粒细胞

编号：实习17.肺脏

形态改变：低倍镜下，病变多数以细支气管为中心呈灶状分布。支气管壁充血，炎细胞浸润，部分支气管黏膜上皮坏死脱落，管腔内大量炎细胞渗出。高倍镜下，见渗出的炎细胞以中性粒细

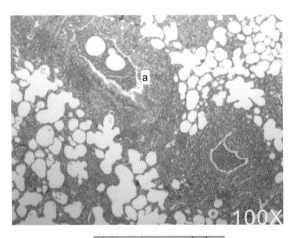

编号：实习17.肺脏-1

a：病变以细支气管为中心，支气管黏膜坏死脱落，管腔内大量脓性渗出物

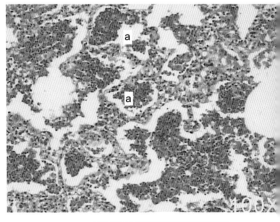

编号：实习17.肺脏-2

a：支气管周围小叶范围的化脓性炎，肺泡内可见脓性渗出物

胞和巨噬细胞为主。支气管周围的肺泡充满中性粒细胞和巨噬细胞。病灶与正常组织无明显分界,部分肺泡呈代偿性肺气肿表现。

诊断：小叶性肺炎

[思考题]

(1)大叶性肺炎和小叶性肺炎的病变性质是什么?

(2)试以大叶性肺炎各期的病理变化解释其临床的主要症状和体征。

(3)简述小叶性肺炎的病理变化。

实验八 消化系统疾病

[课 时 数] 2课时。

[目的要求] (1)通过大体标本的观察,掌握胃溃疡、病毒性肝炎、肝硬变的病理改变。

(2)通过观察镜下标本,掌握消化性溃疡、肝硬化的组织学特点。

一、大体标本

(1)编号:胃.消化.1B 诊断:胃溃疡

(2)编号:肝.传染.14B 诊断:急性重型肝炎(急性黄色肝萎缩)

(3)编号:肝.消化.2A 诊断:门脉性肝硬化

(4)编号:食管.消化.5A 诊断:食管癌(见"实验五")

(5)编号:胃.消化.6B 诊断:胃癌(弥漫浸润型)(见"实验五")

(6)编号:直肠.肿瘤.8A 诊断:直肠癌(隆起型)(见"实验五")

(7)编号:结肠.消化.7B 诊断:结肠癌(溃疡型)(见"实验五")

(8)编号:肝.消化.8A 诊断:原发性肝癌(巨块型)(见"实验五")

二、镜下标本

(1)编号:实习18.肝 诊断:门脉性肝硬化

(2)编号:实习19.胃 诊断:慢性萎缩性胃炎

(3)编号:实习20.胃 诊断:胃溃疡

(4)编号:补充切片 诊断:急性普通型病毒性肝炎

三、彩图

(一) 大体标本

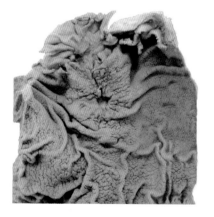

编号:胃.消化.1B

形态改变:胃小弯近幽门处胃黏膜面有一个1.0×0.8cm的近圆形溃疡,溃疡的边缘稍高于黏膜,边缘整齐,溃疡底部平坦。

诊 断:胃溃疡

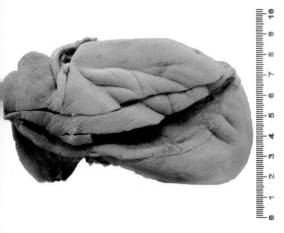

编号：肝.传染.14B

形态改变： 肝脏体积明显缩小，包膜皱缩，质地柔软，表面及切面呈黄色，部分区域为红褐色。

诊　　断： 急性重型肝炎（急性黄色肝萎缩）

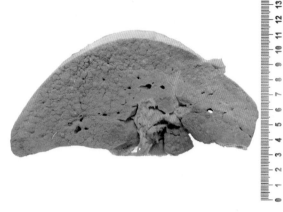

编号：肝.消化.2A

形态改变： 肝体积缩小，重量减轻，表面及切面均遍布大小相近的小结节，直径多在 0.1～0.5cm，结节间有收缩下陷的纤维组织，由于纤维组织增多，肝质地变硬，切面边缘锐利。

诊　　断： 门脉性肝硬化

（二）镜下标本

编号：实习18.肝

　　形态改变：低倍镜下，见肝内有广泛的结缔组织增生，将原来的肝小叶分隔包绕呈大小不一类圆形的假小叶，肝包膜凹凸不平。高倍镜下，见假小叶内的肝细胞排列紊乱，中央静脉偏位、缺如或多个，部分肝细胞脂肪变，有时在假小叶内可以找到汇管区，假小叶间结缔组织明显增生，可见以淋巴细胞为主的炎细胞浸润，并见较多胆管样结构。

　　诊断：门脉性肝硬化

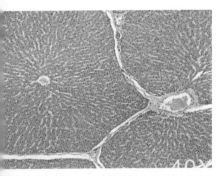

正常肝小叶

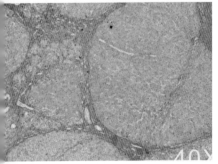

假小叶

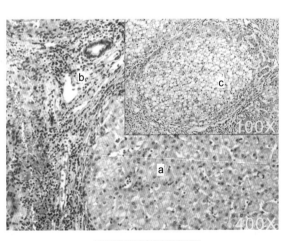

编号：实习18.肝

a：假小叶内的肝细胞排列紊乱；b：假小叶间结缔组织明显增生及以淋巴细胞为主的炎细胞浸润，并见胆管样结构；c：假小叶内部分肝细胞脂肪变

编号：实习19.胃

形态改变：低倍镜下，见胃黏膜全层内有不同程度的炎细胞(淋巴细胞和浆细胞)浸润，并有淋巴滤泡形成；胃固有腺体萎缩，数量减少。腺体变小或呈囊性扩张，部分区域可见纤维组织增生。高倍镜下，可见部分胃黏膜上皮细胞被肠型腺上皮(主要为杯状细胞)替代，又称肠上皮化生。

诊断：慢性萎缩性胃炎

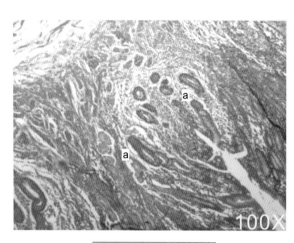

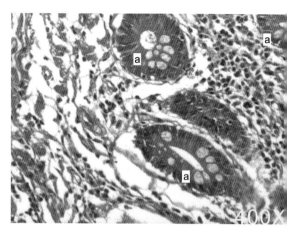

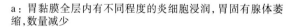

编号：实习19.胃-1

编号：实习19.胃-2

a：胃黏膜全层内有不同程度的炎细胞浸润，胃固有腺体萎缩，数量减少

a：高倍镜下示杯状细胞

编号：实习20.胃

形态改变：低倍镜下，可见溃疡的4层结构，最表面有一层炎症渗出物，其下可见坏死组织及炎细胞浸润，坏死组织下有大量肉芽组织垂直于创面增生，在其外周有大量纤维组织形成。高倍镜下，见渗出物主要为中性粒细胞及纤维素；坏死层较薄为红染无结构物质；肉芽组织层可见成纤维细胞、毛细血管及大量炎细胞浸润；肉芽组织层下部为玻璃样变的胶原纤维构成的瘢痕层。

诊断：胃溃疡

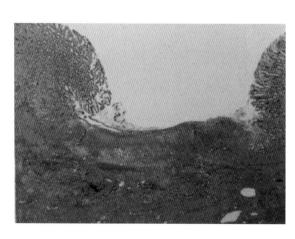

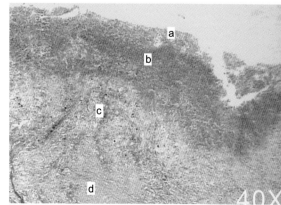

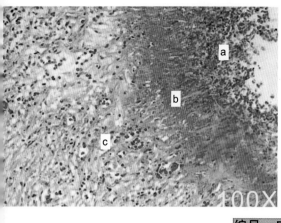
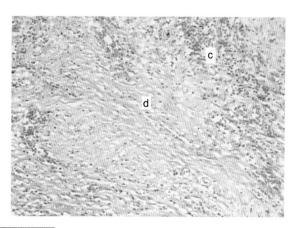

编号：实习20.胃

a：渗出层；b：坏死层；c：肉芽组织层；d：瘢痕层

编号：补充切片

形态改变：低倍镜下，肝小叶结构尚完整，肝细胞排列紧密，肝血窦受压变窄或消失。高倍镜下，见肝细胞淡染，胞质疏松化，部分肝细胞气球样变。偶可见肝细胞点状坏死，汇管区少量炎细胞浸润。

诊断：急性普通型病毒性肝炎

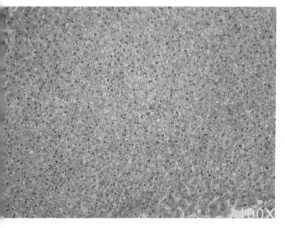
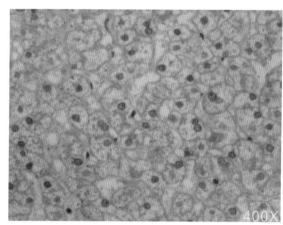

肝细胞排列拥挤

肝细胞肿胀，胞质疏松化，部分气球样变

[思考题]

1.胃、十二指肠溃疡的好发部位及病理变化特点有哪些？

2.病毒性肝炎的常见类型有哪些？各型肝炎有何病变特点？

3.肝硬变的病理变化特点是什么？门脉高压症有哪些表现？

实验九　泌尿、生殖系统疾病

[课 时 数]　2学时。

[目的要求]　(1)通过大体标本的观察,掌握慢性硬化性肾小球肾炎、慢性肾盂肾炎的病理变化特点。

(2)通过镜下标本的观察,掌握毛细血管内增生性肾小球肾炎、慢性硬化性肾小球肾炎的镜下特点。

一、大体标本

(1)编号:肾.泌尿.1B　　诊断:慢性硬化性肾小球肾炎

(2)编号:肾.泌尿.2B　　诊断:慢性肾盂肾炎

二、镜下标本

(1)编号:实习21.肾　　诊断:毛细血管内增生性肾小球肾炎

(2)编号:实习22.肾　　诊断:慢性硬化性肾小球肾炎

(3)示教1:免疫复合物的形成方式

(4)示教2:毛细血管内、外增生模式图

(5)示教3:宫颈鳞状上皮中度非典型性增生

(6)示教4:宫颈原位癌

(7)示教5:宫颈鳞癌早期浸润

(8)示教6:宫颈浸润癌

三、彩图

(一) 大体标本

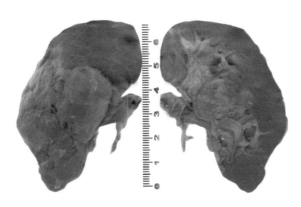

编号:肾.泌尿.1B

形态改变:肾脏体积明显缩小,重量减轻(约40g),包膜与肾脏表面粘连,肾表面凹凸不平,呈颗粒状,还尚见小囊形成,切面皮质变薄,纹理不清,皮质、髓质分界不清楚,髓质亦缩小,血管未见明显改变,肾盂周围的脂肪组织相对增多。

诊　　断:慢性硬化性肾小球肾炎

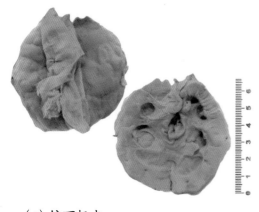

编号：肾.泌尿.2B

形态改变：肾脏体积缩小,重量减轻(约45g),肾包膜增厚,剥离时与肾脏有轻度粘连,肾表面有许多形状不规则的凹陷性瘢痕,造成肾表面凹凸不平,切面皮质变薄,纹理不清,皮质与髓质分界不清,肾盂、肾盏均扩张,肾盂黏膜增厚、粗糙,肾乳头萎缩。

诊　　断：慢性肾盂肾炎

(二) 镜下标本

编号：实习21.肾

形态改变：低倍镜下,见多数肾小球体积增大,细胞数目增多,部分肾小管内见红染的蛋白管型,间质内有较明显的炎细胞浸润。高倍镜下,见肾小球体积增大,细胞数目明显增多,增生的细胞主要为内皮细胞和系膜细胞,并有少量炎细胞浸润,肾小球毛细血管丛管腔狭窄。

诊断：毛细血管内增生性肾小球肾炎

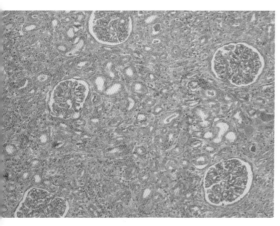

编号：实习21.肾-1

低倍镜下大多数肾小球体积增大,细胞数目增多

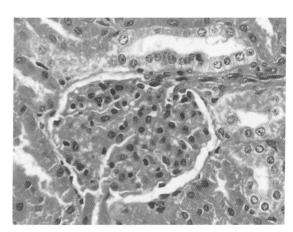

正常肾小球

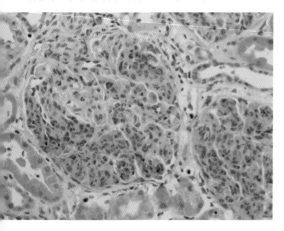

编号：实习21.肾-2

肾小球体积增大,细胞数目增多

编号：实习22.肾

形态改变：低倍镜下，见肾小球大小不等，数量减少，间质内纤维组织增生，血管扩张充血，较多淋巴细胞浸润。高倍镜下，见萎缩的肾小球呈不同程度的纤维化或玻璃样变，囊壁亦见增厚，其所属肾小管萎缩，甚至消失。部分肾小球代偿性肥大，所属肾小管扩张，腔内见蛋白管型。

诊断：慢性硬化性肾小球肾炎

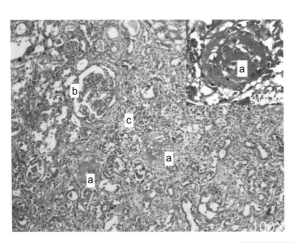
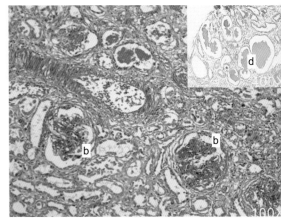

编号：实习22.肾

a：肾小球萎缩、纤维化，部分玻璃样变性；b：代偿肥大的肾小球；c：间质内纤维组织增生、慢性炎细胞浸润；d：代偿肥大的肾小球所属的肾小管扩张，其内见蛋白管型

示教1：免疫复合物的形成方式

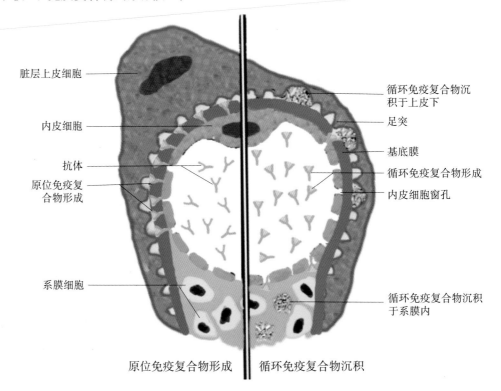

脏层上皮细胞
内皮细胞
抗体
原位免疫复合物形成
系膜细胞

循环免疫复合物沉积于上皮下
足突
基底膜
循环免疫复合物形成
内皮细胞窗孔
循环免疫复合物沉积于系膜内

原位免疫复合物形成　　　循环免疫复合物沉积

示教2：毛细血管内、外增生模式图

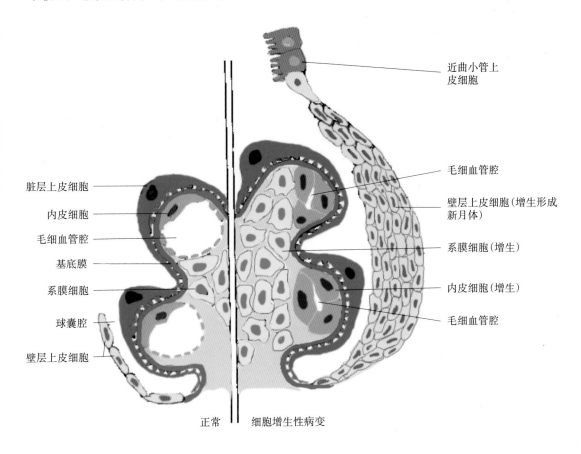

近曲小管上
皮细胞

毛细血管腔

壁层上皮细胞（增生形成
新月体）

系膜细胞（增生）

内皮细胞（增生）

毛细血管腔

脏层上皮细胞

内皮细胞

毛细血管腔

基底膜

系膜细胞

球囊腔

壁层上皮细胞

正常　　　细胞增生性病变

示教3：宫颈鳞状上皮中度非典型性增生

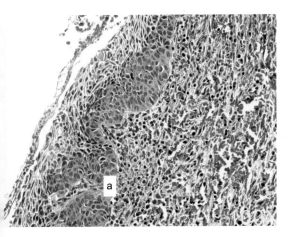

a：异型增生的细胞累及鳞状上皮层下2/3

示教4：宫颈原位癌

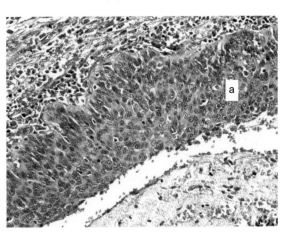

a：异型细胞累及鳞状上皮全层，基底膜完整

示教5：宫颈鳞癌早期浸润

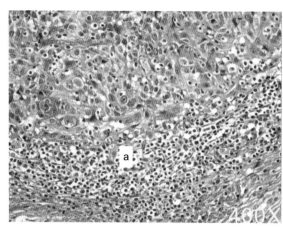

a：鳞癌细胞突破基底膜向下浸润

示教6：宫颈浸润癌

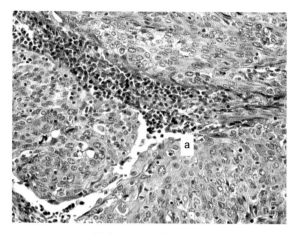

a：鳞癌细胞向间质内广泛浸润

[思考题]

1. 毛细血管内增生性肾小球肾炎、新月体性肾小球肾炎、膜性肾小球肾炎、慢性硬化性肾小球肾炎各有什么病理变化特点，并描述其临床病理联系。

2. 急性肾盂肾炎的病变特点有哪些？

3. 试比较慢性肾小球肾炎与慢性肾盂肾炎病理变化的异同。

实验十 神经系统疾病和传染病

[**课 时 数**] 2学时。

[**目的要求**] (1)通过大体标本的观察,掌握结核、肠伤寒、细菌性痢疾、阿米巴痢疾、化脓性脑膜炎及血吸虫肝脏病变的肉眼特征。

(2)通过观察镜下标本,掌握结核、肠伤寒及血吸虫性肝硬变的镜下特点。

一、大体标本

(1)编号:肺.传染.4A　　　诊断:原发性肺结核

(2)编号:肺.传染.5D　　　诊断:急性粟粒性肺结核

(3)编号:肺.传染.8A　　　诊断:慢性纤维空洞型肺结核

(4)编号:回肠.传染.9B　　诊断:溃疡型肠结核

(5)编号:回肠.传染.1A　　诊断:肠伤寒(坏死期)

(6)编号:小肠.传染.2A　　诊断:小肠细菌性痢疾

(7)编号:结肠.传染.3B　　诊断:结肠阿米巴病

(8)编号:肝.传染.3C　　　诊断:阿米巴肝脓肿

(9)编号:兔肝.传染.16B　　诊断:肝脏血吸虫病

(10)编号:脑.传染.3D　　　诊断:流行性脑脊髓膜炎

二、镜下标本

(1)编号:实习23.回肠　　诊断:肠伤寒

(2)编号:实习24.脑　　　诊断:流行性脑脊髓膜炎

(3)编号:实习25.肺　　　诊断:急性粟粒性肺结核

(4)编号:实习26.肝　　　诊断:肝脏血吸虫病

三、彩图

(一)大体标本

编号:肺.传染.4A

形态改变:右肺切面见肺上叶布满大小不一、形态不规则、病变不一致的病灶,有些为渗出性病灶,但多数病灶已经发生干酪样坏死,其周围可见少量结缔组织包裹,有些病灶的干酪样坏死物质已经脱落,形成空洞。肺下叶也可见病变较轻的渗出性病灶,支气管旁淋巴结肿大,亦成干酪样坏死,并见肺膜纤维结缔组织增生。

诊　　断:原发性肺结核

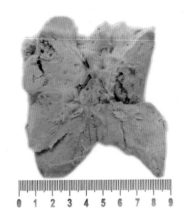

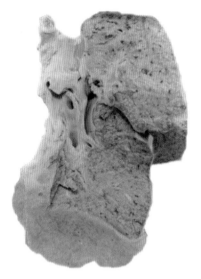

编号：肺.传染.5D

形态改变：肺表面及切面均见布满粟粒样、大小一致、微隆起的灰白色或灰黄色病灶，与周围肺组织界限清楚，并见肺门及支气管旁淋巴结肿大，部分区域发生干酪样坏死。

诊　　断：急性粟粒性肺结核

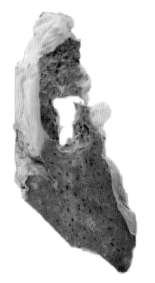

编号：肺.传染.8A

形态改变：肺切面肺尖部见黄豆大已被纤维包裹的病灶，肺上下叶交界处见一鸡蛋大形态不规则的空洞，空洞壁厚，表面披覆少量干酪样坏死物质，肺下叶表面和切面见少量粟粒大或芝麻大的结核病灶。此外，可见上叶胸膜高度增厚。

诊　　断：慢性纤维空洞型肺结核

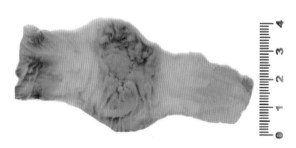

编号：回肠.传染.9B

形态改变：小肠黏膜面可见一溃疡，其长轴和肠的长轴垂直，边缘隆起不规则，呈潜行性鼠咬状，溃疡底部有少量干酪样坏死物质，相应的浆膜面可见粟粒性结核病灶。

诊　　断：溃疡型肠结核

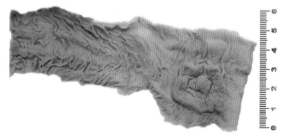

编号：肠.传染.1A

形态改变：回肠黏膜面见集合淋巴小结和孤立淋巴小结明显肿胀，突出黏膜表面，孤立淋巴小结呈半球形（大头针帽大小），集合淋巴小结表面皱折，形似脑回，在大部分肿胀的淋巴小结中央组织坏死，稍凹陷，呈黄褐色。

诊　　断：肠伤寒（坏死期）

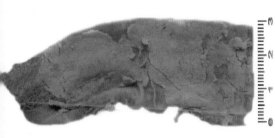

编号：小肠.传染.2A

形态改变：小肠黏膜充血，失去原有光泽，其表面有一层淡灰黄色的膜样披覆物（假膜形成），部分披覆物已经脱落。

诊　　断：小肠细菌性痢疾

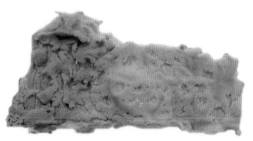

编号：结肠.传染.3B

形态改变：结肠黏膜面散在分布着大小不一的坏死溃疡病灶，溃疡灶多为圆形或椭圆形，亦有形态不规则者，边缘隆起呈潜行性，有些溃疡灶已深达肌层，个别病灶则已深达浆膜下层。溃疡与溃疡之间的肠黏膜尚属正常。

诊　　断：结肠阿米巴病

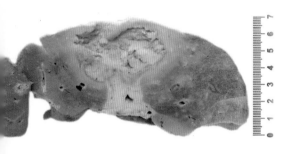

编号：肝.传染.3C

形态改变：肝右叶顶部切面上见一个鸡蛋大的病灶，边缘不整，与正常肝组织分界较清，病灶组织大多溶解液化，未完全液化的组织呈破棉絮状贴敷在脓肿壁表面，局部病灶已向表面穿破。

诊　　断：阿米巴肝脓肿

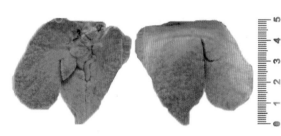

编号：兔肝.传染.16B

形态改变：肝脏表面密布大量粟粒样大小、灰白色，稍突起的小点，这是日本血吸虫卵沉积引起的虫卵结节。

诊　　断：肝脏血吸虫病

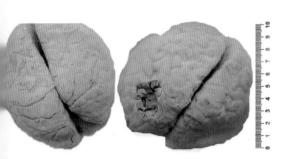

编号：脑.传染.3D

形态改变：脑膜表面血管扩张充血，蛛网膜下腔内有灰黄色脓性渗出物，以大脑额、顶叶较明显。在脓液较多处，脑沟、脑回模糊不清。脓液少处因脓液主要储积在脑沟内致脑沟增宽，脑回相对变窄。

诊　　断：流行性脑脊髓膜炎

（二）镜下标本

编号：实习 23. 回肠

形态改变：低倍镜下，见回肠黏膜及黏膜下层增厚，部分组织呈凝固性坏死，其中隐约可见血管遗迹。高倍镜下，坏死灶边缘可见大量巨噬细胞增生，有些巨噬细胞内可见吞噬有淋巴细胞、红细胞、坏死细胞的碎片，即伤寒细胞。

诊断：肠伤寒

编号：实习 24. 脑

形态改变：低倍镜下，见脑组织表面及蛛网膜血管高度扩张充血，蛛网膜下腔增宽，其内见大量渗出的炎细胞。高倍镜下，血管扩张充血，炎细胞以中性粒细胞为主，伴有少量单核细胞、淋巴细胞及纤维蛋白，脑实质未受炎症累及。

诊断：流行性脑脊髓膜炎

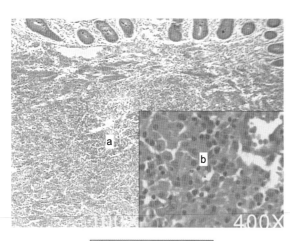

编号：实习 23. 回肠

a：低倍镜下坏死灶边缘组织内见大量伤寒细胞；b：高倍镜下示伤寒细胞

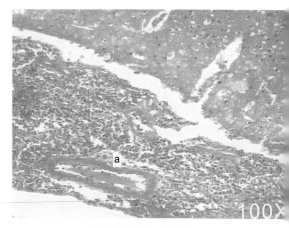

编号：实习 24. 脑

a：蛛网膜下腔内可见充血扩张的血管及大量渗出的炎细胞

编号：实习 25. 肺

形态改变：低倍镜下，见肺组织内有较多粟粒大小病灶，境界清楚，部分小病灶融合为较大病灶，个别病灶内可见干酪样坏死。高倍镜下，见病灶主要由类上皮细胞构成，内有一个至数个朗汉斯巨细胞，病灶周围见少量成纤维细胞及淋巴细胞。病灶与病灶之间的肺组织无变化。

诊断：急性粟粒性肺结核

编号：实习 26. 肝

形态改变：肝小叶间，特别是汇管区内见大量日本血吸虫卵沉积，部分虫卵已开始钙化。在虫卵周围可见明显的结缔组织增生和少量单核细胞、异物巨细胞、淋巴细胞浸润。此外，还可见到肝窦扩张、淤血和肝细胞被压迫而萎缩的现象。

诊断：肝脏血吸虫病

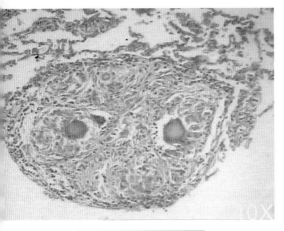

编号：实习25.肺-1

图示结核结节

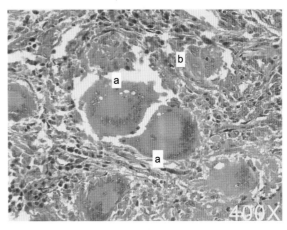

编号：实习25.肺-2

a：朗汉斯巨细胞；b：类上皮细胞

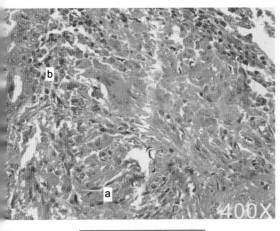

编号：实习25.肺-3

a：成纤维细胞；b：淋巴细胞

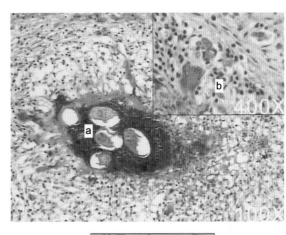

编号：实习26.肝

a：低倍镜下示慢性虫卵结节；b：右上角示异物巨细胞反应

[思考题]

1. 结核病的特征性病理改变是什么？原发性肺结核与继发性肺结核都有哪些病理特点？

2. 试述伤寒的分期及伤寒肉芽肿镜下特征。

3. 试述细菌性痢疾与阿米巴痢疾镜下特点的异同。

4. 试述流行性脑脊髓膜炎的病变特点。

5. 试述流行性乙型脑炎的病变特点。

第二部分　病理生理学实验指导

实验一　实验性热射病

[课 时 数]　3学时。

[目的要求]　通过观察以高温为原因,作用于机体(全身)后所引起的变化,从而认识疾病的本质。

一、实验动物及材料

小白鼠、温度计、体温计(口表)、广口瓶(双口胶塞)、小白鼠固定笼1个、煮热水装置1套、药物天平、凡士林、棉花。

二、实验方法

(1)捉拿小白鼠方法:先用一手(一般用右手)捉拿其尾部,将其放在木台上,然后用另一手(一般用左手)拇指及示指沿其背向前,抓住其颈部的皮肤,并以环指和小指压住鼠尾固定。

(2)称小鼠体重:先称小鼠固定笼重量,然后将鼠放入笼内,连笼称量小白鼠体重(称小白鼠重量也可不用笼,直接放鼠在天平左边盆上称)。

(3)测量小鼠呼吸、体温:待鼠在笼或瓶内安定后,测其呼吸2~3次(每次15~20 s)取其平均值,记录;观察一般状况,如耳血管扩张状况、毛的状况(平滑或竖立,干燥或湿润等)及一般活动状况并记录;用涂以凡士林的体温计测直肠体温1次,插入直肠的深度约1 cm,测量时间5 min,测后将鼠取出笼。

(4)复制疾病模型:将广口瓶置于温水盆中,先加盖片刻,待水温渐升至60℃,瓶内温度升高至38~40℃时将小鼠放入瓶内。此时注意观察小鼠在瓶内活动状况(并与实验前对比),小鼠出现烦躁后再测量呼吸1次,当小鼠出现局部或全身痉挛时(在高温环境中作用(6~10 min)立即将小鼠从瓶内倒出,以免过热致死。小鼠倒出后,固定笼内(也可以不入笼)立即测量其呼吸及体温,隔2~10 min后,再测量其呼吸及体温,记录并作比较分析。

(5)实验完毕,收拾各物,放回原位。

三、注意事项

(1)捉拿小白鼠时,要小心,以免被咬伤,如有咬伤可即涂以碘酒消毒。

(2)使用体温计时,请小心操作,以免碰破,用完后,注意清洁。

(3)量体温时,每次插入肛门的深度要相同,以免影响其准确性。

[思考题]

1.熟悉疾病的概念。

2.通过热射病实验对疾病的概念有何体会?

实验二　失血性休克

【课 时 数】 3学时。

【目的要求】 (1)了解失血性休克动物模型的复制方法。

(2)通过观察失血性休克时的主要体征及血流动力学变化特点,掌握休克的发生机制、微循环障碍分期及主要表现。

(3)探讨失血性休克的发病机制及救治措施,了解休克时机体器官功能的变化及其机制。

一、实验动物及实验器材

家兔,BL-410生物机能实验系统,动物手术器械1套,静脉输液装置1套,尿量测定装置1套,10 ml量筒1个,2 ml、5 ml、10 ml、30 ml注射器,针头若干,3%戊巴比妥钠,1%普鲁卡因,1%肝素,1%去甲肾上腺素,生理盐水,10%葡萄糖水注射液。

二、实验步骤

1.手术操作

(1)家兔称重后,耳缘静脉注射3%戊巴比妥钠(1 ml/kg)进行麻醉,将动物仰卧固定在实验台上,颈部和腹部剪毛备皮。

(2)从甲状软骨至胸骨切迹之间切开颈部正中皮肤,切口长度约5 cm,分离气管并进行气管插管。

(3)翻开右侧皮肤,即可见颜色暗红且较粗大的颈外静脉。由于静脉血管壁很薄且不易与筋膜区分,因此应使用血管钳沿血管走行方向小心钝性分离,尽可能将血管外层筋膜分离干净。分离2~3cm的右侧颈外静脉后,穿双线备用。

(4)在气管左侧胸骨舌骨肌和胸锁乳突肌之间钝性分离,其深层即可见颈动脉鞘,触之有明显搏动感,以血管钳仔细分离出左侧颈总动脉(注意:勿损伤迷走神经),穿双线备用。

(5)在下腹部耻骨联合上作下腹正中切口,长3~5 cm,找出膀胱后,用小圆针细线在少血管区域进行断续荷包缝合,在荷包内作一直切口,插管后拉紧缝线固定,收集尿液于10 ml量筒内。

(6)由耳缘静脉注入1%肝素(1 ml/kg),防止凝血。

(7)先用血管夹夹住右侧颈外静脉的近心端,再用丝线结扎远心端,用眼科剪在靠近结扎处管壁上剪一小口(为血管直径的1/4~1/3),仔细插入事先已注满生理盐水并排除气泡的静脉插管。小心调整角度,轻轻将插管插入静脉内,结扎固定。通过三通开关连接压力换能器和静脉输液装置,以测定中心静脉压(以 cmH$_2$O 表示)。

(8)结扎左侧颈总动脉的远心端,再用血管夹夹闭其近心端,按上述方法插入颈总动脉插管,结扎固定,通过三通开关连接压力传感器,以测定动脉血压(以 mmHg 表示)。

（9）在动物胸腹部呼吸最明显处，固定张力传感器，调整传感器的方向及松紧程度，以描记出呼吸曲线。

2. 观察方法

（1）动物稳定10 min后，记录正常状态下的血压（mmHg）、中心静脉压（cmH$_2$O）、呼吸曲线及尿量（ml/10 min）。

（2）由颈总动脉插管的三通开关处放血，盛于80 ml的小烧杯中。开始时每放血10 ml即关闭开关，监测动脉血压变化，随着血压的下降，逐步减少放血时间和放血量，待血压降到40 mmHg（5.3 KPa）左右停止放血。此时若血压回升，可继续少量放血，使血压维持于40 mmHg左右。20~30 min后，即可造成失血性休克模型。记录失血量并连续观察失血过程中上述指标变化。

注意：由于放血时压力传感器一侧开关被关闭，此时系统显示的血压并不能代表体内的真实血压，必须停止放血后才能正确测得动脉血压的变化。切不可一次放血过多而造成动物死亡。

（3）随后由耳缘静脉缓注1%去甲肾上腺素（1 ml/kg），观察和记录上述指标变化（重点记录血压上升的最高值及变化时间）。

（4）以40~60滴/min的速度由静脉输入生理盐水，输液总量为失血量的2~3倍。每输液50 ml即观察并记录各项指标的变化。

（5）另可根据休克的病理生理改变自行设计方案抢救。

三、注意事项

（1）操作中应尽量减少手术性出血，如有少量出血，切勿惊慌，可用生理盐水纱布压迫止血。

（2）插管内事先应加入少量肝素，以防凝血。

（3）动脉插管容易滑脱，故应结扎和固定牢靠。

[思考题]

1. 失血性休克时，血流动力学有何改变？

2. 对失血性休克应如何进行抢救？请设计出一套抢救方案。

实验三 中毒性肺水肿

[课时数] 2学时。

[目的要求] (1)了解呼吸衰竭的概念及发病机制。

(2)了解氯气引起肺水肿的机制及肺水肿的形态学改变。

一、实验材料

小白鼠,$K_2Cr_2O_7$ 2g,浓HCl溶液3～5 ml,天平秤,酒精灯,制Cl_2装置,玻璃培养皿,吸水纸。

二、实验方法

(1)取小白鼠1只,称体重,计数呼吸频率及观察呼吸深度。

(2)氯气制备,称取$K_2Cr_2O_7$ 2g,放入试管中,加入浓HCl溶液3～5 ml,试管微加热,将氯气通入事先放好小鼠的广口瓶中,待瓶中生成一层薄薄云雾状气体后中止通气。化学反应方程式:

$K_2Cr_2O_7+14HCl=3Cl_{2(气体)}+2CrCl_3+2KCl+7H_2O$

(3)观察动物一般表现及呼吸变化。

(4)动物死后即解剖,切开胸腔观察肺组织变化,然后用线结扎气管下端(防止水分流出),在结扎的上端剪断气管取出全肺,清除肺周围的其他组织。

(5)将肺放在玻璃培养皿内,用纸吸去其外表水分,称取肺的重量,计算肺系数(肺重占体重的百分比):肺重/体重×100%,全班做一个正常动物的肺系数作为对照。

(6)除去结扎气管的线,压迫肺脏观察是否有泡沫状液体流出。

(7)肉眼和显微镜下观察氯气中毒引起肺水肿的形态改变。(镜下改变见第一部分"实验三")。

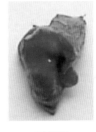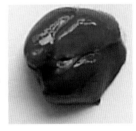

正常肺　　　　　　　水肿肺

三、注意事项

(1)整个实验过程中实验室必须开窗通风。氯气为有毒气体,操作中请尽量避免泄漏。

(2)氯气制备时,应先将$K_2Cr_2O_7$加入试管中,再加入浓HCl溶液。

(3)浓HCl溶液为腐蚀性液体,量筒量取时要小心操作,避免洒落或遗漏,伤及皮肤。

[思考题]

1.简述氯气引起肺水肿的机制。

2.简述肺水肿的形态学改变及呼吸功能障碍的机制。

参 考 书 目

[1] 黄玉芳.病理学[M].北京：中国中医药出版社,2003.

[2] 黄玉芳.病理学[M].上海：上海科学技术出版社,2008.

[3] 李玉林.病理学[M],第7版.北京：人民卫生出版社,2008.

[4] 陈杰,李甘地.病理学[M],第2版.北京：人民卫生出版社,2011.